DU

SOMNAMBULISME

MÉDICAL.

Paris. — Imprimerie P.-A. BOURDIER et Cie, rue Mazarine, 30.

INSTITUT DYNAMO-THÉRAPIQUE.

DU

SOMNAMBULISME

MÉDICAL

OU

ESQUISSE DE NOSOSCOPIE DYNAMO-THÉRAPIQUE

PAR

MARION HUGUET

Docteur en médecine de la Faculté de Paris, ex-interne des Hôpitaux.

Dixit : Lux fiat, et lux facta est.
(GENÈSE.)

PARIS

CHEZ L'AUTEUR, RUE DU COLISÉE, 11.

—

1857.

AVANT-PROPOS.

Le jour où un illustre savant se déclara, en
séance académique, contre la reconnaissance officielle du magnétisme, parce que, disait-il, cette
idée nouvelle avait pour conséquence de détruire la moitié des connaissances actuelles en
médecine, il prononça implicitement la dé-
chéance de la médecine telle qu'elle existe. Autant eût valu, au quinzième siècle, interdire à
Colomb la propagation de sa découverte, parce
qu'elle bouleversait la science géographique de
l'époque.

La vérité est un bien que la Providence a
donné en commun à l'humanité, à la condition
qu'elle le gagnât, comme tous les autres, par une
progression lente, mais sûre, de travail et de
laborieuse méditation; pour en déterminer davantage la propriété, elle charge même quelque-

fois ce qu'on appelle le hasard de nous la manifester : et, une fois des faits évidents constatés, de toutes les vérités possibles la plus palpable, en même temps que la plus rationnelle par sa forme, il ne dépend de personne et il n'appartient à personne d'en arrêter la production et d'en restreindre les conséquences. Ils commandent la conviction et se répandent par un mouvement naturel et forcé.

Mais lorsque cette vérité intéresse le bonheur général; lorsque la vie, cette première et fondamentale nécessité de l'être est attachée au succès et à la diffusion de cette vérité, il y a crime à la cacher, ou à la proscrire; il y a devoir à la dévoiler et à en étendre la connaissance; toutes les législations humaines, d'accord sur ce point avec la législation naturelle, considèrent comme complice du meurtre le témoin qui ne l'a pas dénoncé; toutes les philosophies, toutes les religions rendent obligatoire à chacun de faire le bien qui se trouve à sa disposition.

C'est donc pour obéir à un devoir, autant que pour satisfaire à une impérieuse conviction, que nous venons, sans souci des intérêts et des préjugés contraires, sans souci de notre propre intérêt, faire une double déclaration : La médecine actuelle est fausse, et la véritable est retrouvée. Journellement témoin de faits qui rendent pour nous éclatante la réalité de cette assertion à deux faces, nous allons exposer ces faits, publics, d'ailleurs, déjà depuis un siècle, et en induire les conséquences probables. Notre œuvre, à la fois philosophique et médicale, intéresse quiconque vit et pense; l'homme, en général, aussi bien que le savant. Il importe à tous d'être heureux, et la santé est l'élément principal, la condition *sine quâ non* du bonheur. Ceux que l'opinion confiante désigne pour l'éclairer et la conduire dans les voies semées d'embarras de la spéculation lui doivent, autant qu'à eux-mêmes, d'apporter dans la recherche du vrai une indépendance et un détachement sans réserve.

Parmi ces derniers, c'est surtout au corps médical que nous nous adressons; sans doute, il est pénible, après une longue existence d'études et de pratique, de renoncer à des idées qui nous étaient devenues familières, de faire table rase de tout un passé de théories et d'expériences, pour recommencer, à propos d'une découverte nouvelle qui les bouleverse de fond en comble, une éducation de science à laquelle on devait sa valeur et l'estime de tous. Une pareille nécessité étourdit d'abord et désoriente : mais la considération de l'humanité doit arrêter ce premier vertige, et l'emporter sur le chagrin de cette tardive déception. Songeons que c'est de nous que la mère attend la santé de son enfant, la patrie celle de ses citoyens.

Songeons encore que, si nous avons le devoir d'employer à guérir nos semblables tous les moyens que la science procure, nous avons, seuls, aux yeux de la loi, le droit de l'exercer ; et que tous les procédés curatifs sont notre propriété de monopole. Obligés de chercher le vrai, puisque le vrai se trouve du côté du magnétiseur, prenons notre bien où il se trouve, et appliquons à utiliser le magnétisme, dans notre pratique, une méthode qui nous est familière.

Lorsqu'en vertu de ce principe de Bacon, que l'expérience est la meilleure démonstration, nous aurons, par l'expérience, démontré la certitude de notre doctrine, si quelqu'un de ceux que nous appelons auprès de nous à voir, par leurs yeux, ce que nous avons nous-même devant les nôtres, ne se trouvait pas suffisamment convaincu, nous ne pourrions plus que l'engager à les ouvrir davantage, et le plaindre, s'il s'y refusait. Il ne nous resterait plus qu'à dire comme Bonaparte à Campo-Formio : La nouvelle médecine est comme le soleil : aveugle qui ne la voit pas!

DU

SOMNAMBULISME

MÉDICAL

I

Incertitude des connaissances médicales.

De toutes les erreurs connues, la plus grossière, en même temps que la plus dangereuse, c'est incontestablement la thérapeutique générale. Fondée sur une classification artificielle d'entités fictives, qu'on appelle maladies, elle applique à tous, sur le vu de symptômes souvent communs à plusieurs états morbides, les mêmes procédés curatifs. Et pourtant, chez chaque homme, en raison de son idiosyncrasie, et de circonstances sans nombre de milieu atmosphérique, d'état moral, d'âge et de sexe, d'habitudes professionnelles, d'époque même, ce qu'on appelle maladie, non-seulement diffère quant au degré d'intensité, mais encore se caractérise par une forme individuelle propre et spéciale. La cause qui l'a déterminé fait de chaque cas particulier une manifestation unique, sans précédent, et même sans analogue, où tout diffère du cas qui lui semble le plus complétement pareil. En fait, on peut dire, avec plus d'un maître, que, s'il est des malades, il n'est point de maladies, mais des états morbides spéciaux plus ou moins nombreux.

Le système humain est un complexe d'organes, dont les fonctions constituent, par la plus ou moins grande régularité de leur jeu et par l'accord plus ou moins harmonique de leur ensemble, l'état diagnostique de chacun. Dans la considération de cet état, il faut encore tenir compte de la réaction réciproque des deux natures, morale et matérielle, l'une sur l'autre. Lorsqu'il se présente dans les conditions normales, il s'appelle la santé ; il prend le nom de maladie, lorsque l'examen en offre une anomalie quelconque.

Diagnostiquer un état pathologique, c'est donc constater la lésion d'un ou de plusieurs organes, l'altération d'un fluide ; déterminer, dans quelle mesure et de quelle manière cette modification a pu contrarier le fonctionnement de la partie attaquée ; signaler l'influence hostile qu'a pu prendre cette partie sur une ou plusieurs autres, ainsi que sur l'ensemble ; rechercher enfin la cause de l'affection primitive.

Cela fait, il reste encore à préciser, et c'est là l'œuvre de l'art, quel est le remède exclusivement applicable à l'état morbide, en tenant compte, dans la détermination des moyens curatifs, d'une multitude de circonstances accessoires qui peuvent en modifier la forme et les proportions.

Il est inutile de démontrer combien d'épines sont semées sur la route du médecin, qui veut mener à bonne fin cette double entreprise. Quelle que soit son expérience, quelle que soit chez lui la délicatesse de ce tact exceptionnel par son caractère intuitif que certains praticiens de génie ont reçu de la nature, si les morts pouvaient nous instruire, nous saurions mieux combien de fois il est arrivé à la séméiotique actuelle de confondre les symptômes, d'inculper le foie innocent pour les méfaits cachés de la rate, ou la circulation sanguine pour les écarts du système nerveux. Alors, le traitement s'est égaré sur les pas du diagnostic, et la perte du malade a été le résultat d'une médication, qui eût été une inspiration du ciel, dans le cas supposé. Encore ne parlons-nous pas de ces consultations si fréquentes , dans lesquelles, après avoir vainement demandé des lumières à la contradiction, et rassemblé les ressources de plusieurs, la science demeure aveugle, et l'art muet. Souvent, il est vrai, le malade abandonné, condamné même, revient à la vie et à la santé : mais, dans ce fait heureux, qui mène à l'apologie de la nature, resplendit en même temps l'insuffisance de la médecine.

Qu'on ne fasse cependant pas au médecin des reproches qui reviennent à l'époque : mal instruit, il sait mal ; mais l'incertitude de ses lumières fait davantage briller l'éclat et la pureté de ses intentions.

Rien n'est plus propre à jeter le discrédit sur la science, et surtout sur une science dont la certitude intéresse la santé et le bonheur publics, que le contraste singulier que présentent la rigueur absolue avec laquelle le corps médical repousse toute découverte nouvelle, et l'ignorance qu'il avoue dans son enseignement, sur ses bases fondamentales, et ses premiers principes. Une semblable contradiction est un scandale pour tous.

Si, dans leurs cours officiels, des professeurs,

et des plus distingués, reconnaissent, à la honte
de leur orgueilleuse exclusion, que non-seulement la nomenclature médicale, mais encore
toutes les branches de la science hippocratique
sont à refaire, au moins ne devraient-ils pas,
à priori et sans examen, mettre au ban de l'o-
pinion savante une école qui affirme, sous la
garantie d'une bonne foi et surtout de faits no-
toires, apporter des lumières propres à débrouil-
ler le chaos des connaissances médicales.

Oui, la pathologie est à recommencer : la
thérapeutique et l'hygiène, par une triste conséquence, sont douteuses, même quand elles s'ap-
puient sur des diagnostics complets. Nous som-
mes d'accord sur ce point avec l'enseignement
académique. Le plus souvent le traitement
classique détruit le système humain, et y jette
le principe d'une désorganisation qui se manifeste par mille accidents, jusqu'à ce qu'elle de-
vienne chronique et incurable. La chimie in-
toxique les fluides de la vie, et ruine les organes
qui les secrètent ou les répandent.

Bien plus, le médecin connaît mal le sujet
sur lequel il opère : il ne voit l'homme que dans
la mort, la vie que sur le cadavre. L'anatomie,
aussi bien que la physiologie, rendent compte

de la position relative des différentes parties du corps, et du fonctionnement mécanique de l'organisme humain ; mais elles ignorent le secret de la vie, qu'elles ne trouvent jamais sous le scalpel. Le mouvement moral et matériel, dont les modifications constituent l'état diagnostique du système vivant, échappe à l'autopsie, qui ne commence que lorsqu'il s'est arrêté. L'aliénation mentale, la fièvre elle-même, accident vulgaire, consécutif à bon nombre de manifestations morbides, sont inconnues dans leur nature de la science officielle : l'une ne laisse aucune trace sur la matière cérébrale; l'autre ne décompose pas le sang dans ses éléments chimiques.

Le cruel procédé d'études qui consiste dans la dissection d'animaux vivants, ou qui, du moins, vivaient au moment où elle a commencé, n'apporte pas à la science une lumière plus sûre. On ne peut d'abord conclure de l'animal, création inférieure à l'homme, chef-d'œuvre de la puissance créatrice. Est-on sûr, d'ailleurs, qu'un état pathologique produit artificiellement *in anima vili*, n'emprunte pas à cette cause des particularités distinctives; et peut-on bien appliquer à cette œuvre factice la désignation que la nomenclature médicale prête à un accident naturel? Le diamant et l'or sont bien connus du chimiste dans leur composition atomistique, et pourtant même avec l'aide des températures supérieures que la pile de Volta met à sa disposition, l'art ne peut reconstituer ni l'or, ni le diamant : il lui manque un élément que la nature seule possède : l'énergie aggrégatrice. Comment donc espère-t-il, dans un corps organisé dont la vie est un complexe bien plus varié de forces immatérielles, reproduire les modifications fatales?

Ce procédé est même impuissant à nous découvrir l'état normal de la victime. La douleur, qui résulte d'une expérience inhumaine, transforme certainement toutes les fonctions et tous les organes du patient.

Mais c'est peu d'avoir constaté l'impuissance de la médecine actuelle : il faut encore y suppléer.

II

De la nososcopie magnétique.

De toutes les œuvres de la création, une des
plus admirables c'est l'instinct animal. Souvent
des êtres inférieurs à l'homme manifestent sur
lui, par cette faculté, une remarquable supériorité. Mais c'est dans les soins relatifs à la
conservation individuelle qu'elle apparaît de la
manière la plus éclatante. Pourquoi l'homme,
qui apporte en naissant une aptitude si visible
à garder sa vie des dangers qui l'entourent, n'au-
rait-il pas, lui aussi, reçu de la nature le don de
se guérir, lorsque des circonstances hostiles ont
déterminé chez lui un état anormal du système?
La faim l'éclaire sur la nécessité de l'alimentation; il sait marcher sans l'avoir appris; il se
défend sans préméditation des attaques exté-
rieures qui pourraient nuire à son existence
et à son développement. La conséquence rationnelle de ces dispositions instinctives est une
médecine qui, dans l'état primitif des sociétés,

a dû suppléer à l'art ininventé de la thérapeutique.

L'expérience confirme cette présomption née du spectacle constant d'une nature partout harmonique. Il existe des êtres qui possèdent la précieuse faculté de deviner, à la lumière d'un sens particulier, qui se développe principalement dans un état exceptionnel de l'organisme général, les procédés les plus propres à rétablir, chez eux-mêmes et chez leurs semblables, l'équilibre dérangé des fonctions intellectuelles et physiques. Ces êtres, on les appelle somnambules, parce que c'est surtout dans une situation qui a quelques-unes des apparences du sommeil, que se manifestent leurs aptitudes diverses ; nous les appellerons sensitifs, parce que ces aptitudes supposent une délicatesse supérieure de la sensibilité ; ou nososcopes (νόσος, maladie, et σκοπεῖν, voir), parce que le caractère distinctif de leur lucidité consiste dans une espèce d'intuition diagnostique et curative.

A l'origine, avant que les institutions sociales eussent modifié l'humanité dans un sens plus ou moins parallèle à celui que la nature avait indiqué à sa marche progressive, chacun possédait, sans doute, une dose de cette nososcopie proportionnée aux besoins de sa propre conservation. À mesure que s'altérait l'organisation primitive de l'individu, sous l'influence du milieu moral et matériel dans lequel il vit, cette faculté s'est perdue graduellement, et s'est retirée peu à peu chez quelques-uns. La Providence ne pouvait abandonner aux hasards de l'invention humaine la santé de notre espèce; elle a donc voulu que des êtres de choix conservassent la science instinctive que la majorité avait oubliée; elle a chargé un petit nombre d'élus du soin de veiller à la conservation de tous. Au point de vue du raisonnement théosophique, il n'y a pas plus lieu dé douter de l'existence de la nososcopie que de celle du génie médical. L'un et l'autre supposent une intuition particulière, appliquée aux procédés curatifs correspondants aux divers états morbides; l'un et l'autre, d'ailleurs, sont des faits d'expérience. Il est sûr qu'Hippocrate, Avicenne, Ambroise Paré, Stol et le docteur Beau, ont reçu des lumières spéciales sur l'art de guérir; il est également sûr qu'il existe des nososcopes. Ces derniers, seulement, ont entre les mains un instrument plus perfectionné : l'instinct ne se trompe jamais; le génie s'égare quelquefois.

Comme le grand médecin, le véritable nososcope est, par excellence, philanthrope et charitable. Le secret de guérir ne peut être séparé
du désir de faire le bien ; le somnambulisme
médical a conscience de sa haute et sainte mis-
sion ; l'état lucide est à la fois instinctif et supérieur : l'intelligence s'y allie avec une raison
bienveillante, avec une force de cohésion d'autant plus énergique que l'âme y est davantage
affranchie des liens corporels. De telles dispositions imposent donc à tous le respect que nos
ancêtres prodiguaient à ces natures exception-
nelles que l'enthousiasme antique caractérisait
du nom de pythies, de druidesses, etc. Le sensitif complet sait d'ailleurs réclamer les égards
qu'on oublie de lui témoigner. Chez lui, la conviction de sa destinée exceptionnelle se produit
quelquefois sous la forme d'un orgueil franc et
accusé.

Quelquefois la faculté nososcopique est un
accident consécutif à un état morbide ; elle
se manifeste spontanément sous une influence
inexpliquée ; les annales de la médecine con-
tiennent plusieurs exemples de cette singularité
pathologique. Le docteur Despine, d'Aix-les-
Bains, a raconté, dans les plus grands détails,

le traitement d'une jeune fille, dont la lucidité lui a été du plus grand secours, pour ramener à un parfait équilibre une organisation qui semblait à jamais dérangée. Le *Journal du Magnétisme*, rédigé par M. le baron Dupotet, cite, sur l'autorité d'un praticien de Syracuse, une autre malade, qui, dans l'état de somnambulisme simple, prescrivait, avec une compétence irréprochable, les procédés curatifs applicables à son état particulier. Puységur a souvent rencontré dans le cours d'un traitement borné au mesmérisme des sujets chez lesquels se produisait le même phénomène. Nous trouverions dans notre pratique magnétique bon nombre de faits semblables déjà connus d'un grand nombre de personnes.

Mais ce phénomène ne devient réellement scientifique que lorsqu'il est le résultat d'une magnétisation appropriée, et lorsqu'il peut être utile à tous. Il sort de notre cadre de rechercher et de constater les différentes aptitudes du somnambulisme. Nous ne cherchons pas à convertir les incrédules. Nous considérons exclusivement la face médicale de la question, en nous appuyant sur des faits acquis à la science, et dont l'ignorance seule peut contester la réalité et les immenses conséquences; car il nous répugne de supposer nulle part une mauvaise foi qui serait un attentat à la sûreté publique.

La faculté nososcopique, comme toutes les autres, se développe par l'habitude et l'exercice, dans les organisations mêmes qui y sont le plus disposées. Peu à peu le somnambule qui en est doué se familiarise avec cette pathologie et cette thérapeutique instinctives; il annonce souvent l'époque où son instruction sera complète; il a conscience des alternatives souvent périodiques, quelquefois capricieuses de la lucidité; chez les femmes que leur nature a douées de cette lumière d'en haut, elle s'obscurcit, dans certains cas, pendant longtemps; il peut arriver encore qu'elle s'éteigne tout à coup, et d'une manière absolue, chez le sensitif le plus remarquable. Il ne nous appartient pas ici de chercher les lois de ce phénomène. Pour rester dans les limites de notre sujet, nous laisserons à la médecine légale le soin de prévenir les inconvénients qui pourraient naître de cette nouvelle imperfection de notre imparfaite humanité, quand le magnétisme aura absorbé la médecine ou quand la médecine aura adopté le magnétisme. Nous supposerons toujours le

nososcope à son plus haut degré de clairvoyance.

Alors, non-seulement il voit, dans un milieu
lumineux qui lui est propre, le mal et le remède, avec toutes leurs circonstances accessoires, chez le patient présent et mis en communication avec lui; mais encore il suffit, pour
le mettre sur la trace d'un malade absent, qu'on
lui présente un objet qui provienne de ce malade, ou qu'il ait seulement touché. Quelquefois même, une simple indication verbale est un
renseignement suffisant pour lui. Cinquante té-
moins, réunis à une des séances d'instruction
pratique auxquelles nous appelons nos col-
lègues peu instruits des faits magnétiques, ont
vu le somnambule Ch*** déclarer, au contact
d'une mèche de chevèux, qu'elle avait appar-
tenu à une femme, chez laquelle il s'était
produit, à la suite de couches, un épanche-
ment de bile, suivi, dans l'ordre physique,
d'une transformation complète des fluides organiques; dans l'ordre moral, d'un dérangement de facultés poussé jusqu'à l'idiotisme;
et prescrire l'emploi d'un émétique violent, seul
remède applicable à ce cas extraordinaire, et
qui fut suivi, du reste, d'un excellent résultat.

Souvent le nososcope est éclairé, dans son diagnostic, par une commotion sympathique qui l'identifie pour ainsi dire avec son malade. Alors, A***, consulté sur un cas d'aliénation mentale, manifeste tous les symptômes de la fureur; mis en communication avec un hydropique, il enfle, à vue d'œil, jusqu'au moment où il a trouvé le remède applicable au cas qui lui est soumis. Madame H*** va être étouffée par l'angine d'une personne qu'elle examine à distance, si on ne lui apporte un prompt secours. A*** attendait, pour rien décider, que son propre pouls battît à l'unisson du pouls fiévreux de son malade. Cette faculté singulière, le nososcope l'utilise encore à rendre facile le traitement qu'il a ordonné, et madame F*** s'ingère, pendant trois mois, les aliments et les potions nécessaires à une jeune fille dont l'estomac se refuse à rien recevoir. Nous pourrions citer plusieurs autres faits du même genre, tous constatés par les témoignages les moins douteux, entre autres celui du patient guéri et de sa famille. Nous montrerons probablement ailleurs quelle place le phénomène de sympathie occupe parmi les plus curieux du magnétisme.

Quels que soient d'ailleurs les procédés patho-

logiques et curatifs qu'emploie le somnambule;
qu'il éprouve ou qu'il voie le mal existant, il
est de fait qu'il le constate; quel que soit le traitement qu'il met en usage, il est de fait que ce
traitement guérit. Pour s'en convaincre, qu'on
s'approche, et qu'on ouvre les yeux. La démonstration d'un fait consiste à le chercher et à le
regarder; et, il ne faut pas dire comme un
illustre savant de notre époque : Je verrais, je
produirais moi-même, que je ne croirais pas.

Peu importe, d'ailleurs, à la nature, qu'il plaise
ou non à l'Académie de médecine d'ajouter foi
à ses œuvres : la terre n'en tourne pas moins
pour cela. Mais il importe à l'humanité d'utiliser
tous les bienfaits de la nature. Si le corps médical se refuse à reconnaître la nososcopie, la
nososcopie en souffrira moins que le corps médical. Le public qui met la science de guérir au-
dessus de celle de raisonner conviendra aisément que le somnambulisme médical est absurde
et impossible; mais il n'en aura pas moins pour
cela recours à lui, puisqu'il sauve les malades,
quand les procédés rationnels et possibles les
tuent. Le bâton de Sganarelle force Marphurius
à avouer que la douleur existe, quoi qu'en disent
Zénon et l'école stoïque.

III

Pathologie et thérapeutique du nososcope.

Le nososcope a sa pathologie particulière. Appelé à examiner un malade, il passe en revue tout le système de la personne qui lui est présentée. Sa seconde vue, plus ou moins aidée des renseignements que lui procurent, sur l'état pathologique du malade, les douleurs sympathiques qu'il éprouve par une espèce de contre-coup intime, lui montre les modifications morbides qui se sont produites ; son instinct, et c'est là le phénomène le plus curieux de cette singulière faculté, lui donne une connaissance complète de l'état normal des organes et des fonctions animiques. Le sensitif arrivé à son plus haut degré de clairvoyance, car, il est, de l'aveu des plus perfectionnés, un maximum de science intuitive, décrit minutieusement l'anatomie et la physiologie du corps vivant dans son état ordinaire, et appuyé sur cette donnée expérimentale, il constate les lésions et les altérations

fluidiques, qui ont pu se produire dans les différentes parties du système attaqué. Il n'a pas
besoin, comme le médecin, pour poser son diagnostic, des déclarations du malade, qui souvent
se rend mal compte des sensations douloureuses
qu'il éprouve ; suivant l'expression de Ch***,
il tient par la main un cadavre animé, et l'analyse
tout vif : il prend ainsi sur le fait le principe
morbide, dans l'exercice de sa funeste action, et
assiste au spectacle du fonctionnement général.
Pour lui, il n'existe point de maladies ; il n'a point
de noms pour les anomalies qu'il découvre, le
plus souvent même il ignore ceux que la science
a donnés aux différentes parties de notre corps,
et aux divers mouvements mécaniques qui s'y
manifestent ; quelquefois, cependant, phénomène bien plus singulier, il sait, sans l'avoir
apprise, la nomenclature anatomique et physiologique. C***, ignorante, en toute science, à l'état
de veille, se sert, dans l'état lucide, du mot
technique de calus, pour caractériser la cica-
trice osseuse d'une fracture ; une autre, sans
plus d'études préalables, explique le mécanisme
délicat de la vision, en donnant à toutes les
parties où elle s'opère, les noms consacrés par
la science. Où le somnambulisme puise-t-il

un semblable savoir? Dieu seul le sait. On pourra, certainement, un jour, s'éclairer sur bien des problèmes, par les déclarations systématiquement dirigées du sensitif lui-même.

Quoi qu'il en soit, le nososcope ne connaît ni asthme, ni rhumatisme, ni gastrite; il constate la présence d'un corps étranger dans un vaisseau, la raréfaction ou la surabondance d'un fluide utile ou parasite, le ralentissement ou la rapidité extraordinaire de la circulation; la coloration anormale d'un organe, qu'il aperçoit nettement dans le milieu lumineux où s'exerce sa seconde vue, l'éclaire sur l'état des tissus constitutifs. Il sent d'ailleurs, pour se servir de ses propres expressions qui, souvent, appartiennent à une langue inusitée, la douleur du malade : mais, il n'a pas besoin, comme le médecin, de cet indice souvent trompeur, pour découvrir le siége d'une lésion, ou le principe d'une altération dans le fonctionnement fluidique. Il recherche et trouve la cause seconde, matérielle ou morale, du mal qu'il a signalé; initié aux harmonies du système animal, il remonte aux influences morbifères, qui ont primitivement déterminé l'état anormal, il combat le mal dans ses racines, et sans s'arrêter trop aux accidents consécutifs, que le médecin traite souvent les premiers, dans son ignorance diagnostique si fréquente, sans même en rechercher la source.

Cette science intuitive n'est pas limitée au monde matériel; familier avec le mécanisme des facultés, le somnambule analyse l'état moral de son patient, quand le mal a son siége dans l'âme. Une seconde vue d'une espèce particulière lui donne les lumières nécessaires à cette pathologie psychologique, et l'aide à découvrir aussi les correspondances et la réciprocité de réaction si fréquentes dans les deux principes constitutifs de notre organisation mi-partie.

A l'aide d'une autre aptitude que nous appellerons prévision médicale et que nous n'expliquons guère, ici, non plus, il annonce les crises futures, en leur donnant la date précise d'un jour, d'une heure, d'une minute; il garantit l'effet curatif de son traitement, et promet la vie au malade désespéré, en lui imposant, pour condition, une absolue obéissance à ses prescriptions.

Quelquefois il raisonne en médecin les phases d'un état morbide; il produit artificiellement des accidents passagers dont son traitement tirera parti. Mais, le plus souvent, il se contente d'aider la nature par des procédés curatifs d'une simplicité qui provoque la gaieté de la médecine chimico-pharmaceutique. Le thérapeute croit qu'on ne peut guérir sans empoisonner ; le somnambule, sachant bien que les combinaisons naturelles, si bien reproduites par la science de Lavoisier, ne s'opèrent pas dans la série organisée comme dans le monde inorganique, ne compte guère sur les effets d'une réaction, à laquelle la force vitale peut opposer des obstacles omnipotents. L'air atmosphérique, composé, en grande partie, d'oxygène, d'azote et d'acide carbonique, entre sous sa forme ordinaire dans le système de la nutrition générale ; mais il est probable qu'il subit, au milieu du jeu de la respiration, une influence étrangère aux habitudes du travail chimique ordinaire. La thérapeutique du nososcope compte beaucoup avec un élément particulier auquel il manque encore un nom : électricité vitale, magnétisme humain, quel que soit le nom qu'on voudra appliquer à l'agent *sui generis* qui anime le fonctionnement général de notre organisme, il n'en est pas moins vrai qu'il existe et que la thérapeutique trouve souvent en lui un auxiliaire tout puissant. Le secret de la médecine nososcopique consiste à ne pas contrarier, à aider même au besoin, le développement de cet élément naturel. Quelques plantes, recueillies dans certaines circonstances de saison, de température, de localités, d'état météorologique, et même de position dans la rose des vents; quelques substances minérales, la plupart du temps simples; l'électricité, la gymnastique, le massage; voilà la pharmacie du somnambule. Seulement il en indique minutieusement l'administration et se montre très-rigoureux dans l'application de ses formules. Une rétention d'urine occasionnée par la précipitation chirurgicale d'un de nos plus illustres praticiens, a cédé à la première ingestion d'une décoction d'oignons vulgaires bouillis, cinq minutes, dans un litre d'eau, remède administré par madame F***.

Convaincu que le sang est l'élément principal, la séve de notre système fluidique; qu'il renferme et transporte partout la vie et le mouvement, le nososcope ne pratique que très-rarement la saignée; il ne s'y décide que dans les cas de forte congestion, suite de pléthore sanguine. L'instinct repousse la pratique de Broussais et surtout celle de ses élèves.

Consultez de suite le même somnambule sur

le traitement applicable à vingt personnes, atteintes d'un mal auquel la nomenclature médicale pose la même étiquette, il prescrira vingt remèdes différents. Pour lui, les mêmes symptômes n'appellent pas les mêmes procédés curatifs : la cause, le tempérament, les traitements passés, mille autres circonstances accessoires, modifient si complétement un état morbide, qu'elles rendent indispensable une médication individuelle et souvent instantanée : chaque cas particulier est un genre spécial; la maladie ne s'appelle pas arthrite ou pneunonie; elle se nomme monsieur un tel ou madame une telle. A*** avant d'ordonner certains médicaments, s'identifiait sympathiquement avec son sujet, et jugeait ainsi, en connaissance de cause, la dose à en prescrire.

Citons maintenant quelques expériences dont l'enseignement confirme la certitude de la compétence nososcopique. Notre autorité vaudra bien celle de la plupart des médecins qui, chaque jour, racontent, dans les journaux et les livres de la matière, des cures réalisées par eux, au moyen d'un traitement qu'ils proposent à l'adoption de leurs confrères. Pourquoi croire plutôt sur la foi de sa parole, un praticien, sans doute véridique et éclairé, qu'un magnétiseur, connu, comme plusieurs de ceux que nous pourrions nommer, par leur sincérité, leurs lumières, une expérience de vingt ans, et un désintéressement devenu public? Le dernier semble même plus digne de confiance, puisque ses cures faites exclusivement en vue du progrès de la science et du bien de l'humanité n'ont pas pour but l'extension d'une clientèle.

IV

Deux traitements médico-somnambuliques effectués par le concours nososcopique de M. Ch*.**

Le premier de ces traitements s'est opéré, tout entier, dans les séances publiques d'instruction, que nous venons de réouvrir.

Madame MURET, 28, rue St.-MARC.

Séance du 30 *octobre* 1856. — Diagnostic primitif ou états organopathiques : engorgement des parties situées entre le cœur et le poumon droit ; faiblesse de la vue occasionnée par des secousses consécutives à une chute : le côté droit est particulièrement affecté ; douleurs spinales, à droite ; engorgement de la hanche du même côté ; suppression des règles depuis vingt-cinq mois ; douleurs de tête à droite. L'état morbide est déterminé par la cessation des

fonctions menstruelles et aggravé par la chute.
Il y a lieu, ou de détruire la cause première, en
rétablissant le cours du sang, ou de rendre inutile l'évacuation périodique naturelle, jusqu'au
moment assez rapproché, du reste, où l'âge de
la malade en amènerait la suppression normale. On commencera par essayer le premier
de ces deux procédés (1).

Prescriptions. Pédiluve : (trois livres de cen-
dres de bois bouillies pendant vingt minutes
dans cinq litres d'eau). Rester vingt minutes
dans le bain. — Tisane : avec une pincée de véronique, six fleurs de pissenlit, trois gouttes de
laudanum. Un bol chaque matin. — Électrisa-
tion. — Massage et insufflations magnétiques.

Au bout de quinze jours de ce traitement,
l'écoulement périodique reparaîtra, sous forme
blanche.

Séance du 6 novembre. — Le sensitif déclare
que le traitement n'a pas été exactement suivi,
ce que la malade reconnaît ; cette circonstance
le détermine à employer le second procédé curatif qu'il a indiqué, et qui consiste à combattre

---

(1) « Je constate l'exacte vérité de tout ce qui a été dit par
le somnambule. Le 30 octobre 1856. »   « Fme MURET. »

les accidents consécutifs, tout en modifiant, d'une manière inoffensive, la cause première qui les a occasionnés. La proximité du temps critique l'y autorise.

Prescriptions. — Bains de pieds avec deux ou trois pincées de farine de moutarde; y rester vingt minutes. — Cataplasme sur la hanche droite (gardé vingt minutes) avec fleurs de mauve bouillies pendant dix minutes. — Tisane : une pincée de tanaisie et une poignée d'orge bouillies vingt minutes dans un verre et demi d'eau; réduire à un verre, passer, et ajouter sept gouttes de laudanum. Prendre cette tisane à jeun tous les jours, excepté celui de la purgation. — Dans deux jours, purgation : une bouteille d'eau de Seldlitz. Le tempérament de la malade ne permet pas d'employer pour purgatif un corps gras.

Ce traitement de huit jours améliorera l'état physique et moral de la malade, dont les facultés se ressentent de la secousse qu'elle a éprouvée.

Séance du 15 novembre. — L'état moral continue à être gênant pour le traitement; le sensitif exige la confiance.

Une saignée sera nécessaire : elle sera faite au

bras gauche, et de cinq cents grammes, le lendemain, ou, au plus tard, le surlendemain.

Il en résultera un éclaircissement notable dans la vue et une plus grande liberté dans le jeu des facultés. Il faut que le sang ait un écoulement quelconque.

Séance du 20 novembre. — Le sensitif constate, avec satisfaction, une amélioration sensible; néanmoins, le sang est dans un état remarquable d'effervescence; le ventricule gauche du cœur présente des dispositions anormales. Il existe encore quelques spasmes et quelques douleurs.

Tisane froide : fleurs de houblon et trois paquets de chiendent bouillis un quart d'heure dans un litre et demi d'eau. — Tous les deux jours pédiluve avec un demi-kilogramme de sel. — Alterner avec un cataplasme de farine de seigle, imbibé de rhum, appliqué sur le cœur.

Séance du 27 novembre. — L'amélioration générale est de plus en plus sensible : la circulation est redevenue normale. Le changement de la température extérieure est seul cause des douleurs qui subsistent encore. Dans quinze jours la malade sera guérie.

Tisane : une pincée de thé d'Europe, huit

feuilles de mélisse, dix morceaux de douce-amère; faire bouillir dix minutes dans un litre d'eau et sucrer avec du sirop de gomme.

Séance du 4 décembre. — La douleur de la hanche s'est étendue dans les muscles de la jambe, signe de guérison, puis a complétement disparu. Il reste dans l'ensemble de l'organisation un dernier ressentiment du mal, conséquence naturelle du traitement. Un mois de convalescence, pendant lequel la malade se bornera à observer, pour toute prescription, un régime de son goût, la rétablira complétement.

Ce traitement donne lieu à plusieurs observations. D'abord, il est bon de ne pas oublier que le diagnostic a constamment été porté sans autre renseignement que la main de la malade placée dans celle du somnambule, pour établir la communication réciproque; et que le médecin s'est toujours abstenu de toute influence autre que celle de la magnétisation préalable. Il s'est imposé, comme toujours, à l'égard du nososcope, une réserve qui est allée jusqu'au mutisme. L'instinct seul doit donc avoir l'honneur de la cure. La science n'y a eu aucune part, sinon celle de juger la logique des assertions nososcopiques.

M. Ch*** fait partie de la catégorie des no-soscopes médecins : sa pratique intuitive a, comme on le voit, toutes les formes du raisonnement appliqué aux procédés thérapeutiques. Il ressent cependant, dans la majorité des cas, d'une manière évidente, la corrélation sympathique, et sa lucidité est, en même temps, clairvoyante.

Il exige surtout une exactitude ponctuelle dans l'observation de ses prescriptions ; constate, s'il y a lieu, sur quel point cette exactitude a fait défaut, et n'admet, à des ordonnances dont les résultats ont pour lui tous les caractères de la certitude médicale, aucune modification, aucun doute, aucune défiance.

La bienveillance de ses intentions le met au-dessus de certaines considérations de lucre, indignes de la vocation curative. Il multiplie ses consultations ou les cesse, suivant les nécessités réelles du traitement. Une conscience rigoureuse est, selon lui, la condition indispensable du succès médical ; la médecine ne doit avoir d'autre but que la guérison.

Le récit d'une seconde cure opérée par le même somnambule viendra confirmer ces différentes allégations.

Madame JOLIVET, 14, rue de la Jussienne.

Cette personne, peu maladive jusqu'à douze ans, avait eu une croissance difficile de douze à quinze ans. — Réglée à douze ans ; pertes considérables pendant deux mois, depuis l'établissement des menstrues ; à partir de ces pertes, les règles sont supprimées pendant quatre mois. Pendant la suppression, grande faiblesse, toux sèche, urines involontairement rendues pendant la nuit, en très-grande abondance. Les médecins croyaient la malade poitrinaire. Un d'eux voulait appliquer des sangsues à la poitrine ; l'avis ne fut pas suivi. Pendant la suppression dont nous avons parlé, la tête s'est couverte de gourmes ; on donna du carbonate de fer à l'intérieur, on pansa la tête avec une pommade au carbonate de soude ; on fit prendre de grands bains d'eau simple. Les règles revinrent irrégulièrement ; la tête se nettoya complétement.

A 14 ans, la tête fut reprise de nouveau, et guérie de la même manière, par les mêmes moyens.

A 15 ans, les voies respiratoires redeviennent malades par suite d'un refroidissement.

Quintes de toux sèche jour et nuit (saignées, sangsues, emplâtre de poix entre les épaules, vésicatoire sur la poitrine). Rien ne réussit; cependant un point de côté, qui avait duré de l'âge de 12 ans à l'âge de 16 ans, cède complétement à l'application d'un vésicatoire volant.

De 16 à 21 ans, embonpoint considérable et rapide, sans maladie caractérisée; la malade se trouvait assez bien.

De 18 à 21 ans, névralgie du cuir chevelu, qui arrachait des cris à la malade; rages de dents; douleurs d'oreilles très-aiguës.

A 20 ans et demi, la vue se prend; les yeux et le visage deviennent enflés; les yeux sont larmoyants. Cependant l'appétit est bon, les garde-robes sont faciles.

Le docteur H***, consulté sur l'état des yeux, déclare qu'il s'agit d'une cataracte qu'il faudra *promptement* opérer. La malade se refuse à l'opération. Le même médecin soigne, pendant six semaines, la malade à l'aide de différents collyres. Les yeux restent toujours dans le même état. Une somnambule est consultée. Elle prescrit, tous les quatre jours, un vésicatoire volant à la nuque. Chaque vésicatoire produit l'écoulement d'une quantité énorme de sérosité. En quinze jours de traitement, les yeux et la tête sont guéris *sans opération*.

Pendant les douleurs, les cheveux tombèrent presque complétement, et plusieurs dents se gâtèrent. Un état de santé apparente suivit ce traitement somnambulique pendant trois mois. Mais bientôt une attaque très-violente de choléra frappe la malade et la laisse dans un état des plus fâcheux pendant près de cinq mois. Il y eut des crises nerveuses très-violentes; la peau devint marbrée. Pendant ces accidents, la malade suivit deux mois le traitement du docteur G***. Les bains prescrits par lui devinrent insupportables; pendant leur durée, il y avait des crampes, de l'oppression, de l'engourdissement; les membres devenaient glacés, les yeux semblaient vouloir sortir de l'orbite, la tête se congestionnait. On devait alors retirer la malade du bain le plus promptement possible. Pour toute nourriture on ne permit que le lait pendant les deux mois de ce traitement, la malade crachant le sang constamment; la langue était violacée. Le docteur s'étonnait qu'il n'y eût pas de vomissements de sang. Après ces deux mois de traitement, une deuxième somnambule, madame M***, succéda au médecin;

elle ordonna cinq repas par jour, des viandes rôties, des boissons, des consommés; le lait fut strictement défendu, ainsi que les bains. Elle fit prendre pour boisson de l'eau de son édulcorée avec du sucre candi, fit appliquer un vésicatoire volant sur la partie antérieure de la poitrine; elle disait que « le choléra avait tourné le sang en eau, qu'il y avait hydropisie de poitrine; » elle ordonna une tisane de colimaçons.

La malade se trouva promptement soulagée par ce régime; les nerfs restaient agités, il y avait toujours de la faiblesse générale, mais on ne remarquait que de rares indispositions. Six mois après, la malade est prise de crises nerveuses (trois par jour); il y a douleur dans la poitrine, et le ventre, les membres se crispent et s'agitent constamment; le sommeil est supprimé, le corps est glacé, les étouffements sont presque incessants. Un médecin consulté, M. D***, ordonne, pendant trois mois, des calmants et des bains de deux heures. Les bains amènent les mêmes phénomènes qui s'étaient présentés auparavant; le traitement fut encore sans succès.

La malade va retrouver madame M***; celle-ci condamne les bains; le lait est ordonné, ainsi qu'une tisane de gomme avec de l'éther ; une tisane de colimaçons, et un vésicatoire sur la poitrine. Cette somnambule soupçonnait déjà la présence d'un animal dans le tube digestif.

Le ventre de la malade commençait, depuis le choléra, à grossir par intervalles ; la constipation, devenue constante, nécessitait des lavements.

Les soins de la somnambule produisent de l'amélioration ; il reste cependant des maux de cœur, quelque chose semble monter de l'estomac à la gorge. Ces accidents ne sont, pour les médecins consultés, que des phénomènes hystériques.

Une autre somnambule, en donnant la main à la malade, s'écrie : « Oh ! quel ver ! » Puis, semblant se repentir de la communication, elle prescrit des amers et interdit le laitage.

En 1855, une fluxion de poitrine se déclare ; une somnambule fait promptement cesser les accidents. Mais, à partir de ce moment, à chaque instant il se produit des évanouissements, des coliques violentes ; des maux de cœur, qui ne cessent ni jour ni nuit, chassent complétement le sommeil : quelque chose semblait toujours monter à la gorge ; la malade sentait

comme des morsures atroces au cou, à l'estomac, du côté du cœur; il n'existait qu'un sen-
timent de chatouillement dans les extrémités.

A chaque morsure de la gorge ou du rectum,
le sang coulait pendant un certain temps; l'appétit était complétement perdu depuis la fluxion
de poitrine.

Cet état dura une année, pendant laquelle
plusieurs traitements furent suivis. Au mois
d'avril 1855, un médecin, soupçonnant la présence d'un ver, ordonna des amers sous différentes formes; son traitement dura un mois;
pendant ce temps, le ver, au dire de la malade,
resta plus calme, ce qui donna au médecin des
doutes sur son existence. Le traitement fut
suspendu pendant environ cinq mois. Dans cet
intervalle, lorsque les accidents revenaient, la
malade se condamnait elle-même à l'usage des
amers et du camphre. Les douleurs accidentelles
se calmaient un peu; le sommeil cependant était
presque nul; il y avait le matin un peu d'assou-
pissement, la nuit amenait des cauchemars ter-
ribles.

A partir du mois de septembre 1855, les accidents se reproduisent avec violence, parce que,
dit la malade, le ver s'était habitué à tout.

Un pharmacien conseille alors un traitement contre le ténia ; avant de le commencer, il croyait, comme les médecins consultés antérieurement, à une grossesse, *tant le ventre était volumineux*. Cependant il administre des lavements et des cataplasmes vermifuges, en même temps qu'un remède violent sous forme liquide. Le ver remontait alors à l'estomac, la santé de la malade s'altérait considérablement. Le dernier médicament administré ne fut pas plutôt avalé, que la malade se trouva comme paralysée ; elle ne pouvait se mouvoir, il y avait anéantissement sans souffrances marquées. Le lendemain, les douleurs attribuées à un ver par la malade reviennent comme auparavant. Le ver semblait courir en différents sens. Il y avait des douleurs dans la poitrine et l'estomac. Le jour où la dernière médecine fut administrée, la malade rendit, nous dit-elle, une peau verdâtre, mince comme du papier de soie, longue d'un demi-mètre au moins, à la suite de l'ingestion de deux onces d'huile de ricin. Le jour suivant on administra du vin de quinquina : le ver fut pris d'une agitation énorme. La malade se trouva dans un état fort grave. La toux était sèche, les yeux cernés, le visage pâle ; douleurs au dos et à l'estomac. Le sang était craché à pleine bouche. La nuit, des morsures se faisaient sentir à la gorge. Une deuxième dose de vin de quinquina est administrée ; l'animal bondit alors et monte jusqu'à l'arrière-bouche. La malade raconte qu'elle crut qu'il allait sortir.

On abandonne alors tout traitement jusqu'au mois d'octobre. Les accidents continuant, on a recours à un nouveau pharmacien. On administre le kousso en pilules. Le ver se met en fureur, la malade est forcée de rester au lit pendant huit jours. Une somnambule consultée ne voulut pas se charger de la cure, et donna quelques conseils qui produisirent un peu de calme.

La malade faisait alors usage d'une nourriture épicée qui excitait l'animal. Les accidents continuaient ; une forte dose d'eau-de-vie faisait tomber l'animal dans l'estomac comme une masse de plomb. Le ventre était gros et dur comme une pierre, les garde-robes difficiles et très-solides.

En février 1856, la malade consulta M. Ch***. Selon ce sensitif, le ver se tenait alors presque toujours dans la région du colon descendant. Le ventre était toujours gros, très-dur, douloureux ; la malade souffrait beaucoup du dos et de la poitrine ; elle ne pouvait plus se tenir debout. Il y avait un point de côté à gauche, près du cœur, pas de sommeil ; la nourriture était impossible malgré le besoin de manger. A la première consultation, Ch*** reconnaît la présence d'un animal dans le tube digestif, il trouve le foie malade, les poumons engorgés, le sang porté au cœur ; il annonce que si les poumons n'étaient pas aussi sains tout traitement serait inutile. Le ver devait s'être introduit, à l'état filiforme, dans la boisson. Il conseille d'abord de remettre l'estomac par des tisanes appropriées. Il permet une nourriture au gré de la malade ; il apaise l'animal, par une magnétisation de la tête aux pieds ; fait faire des insufflations chaudes sur le cœur. On magnétise le ventre une heure chaque séance. A la quatrième magnétisation, le ver qui se tenait d'habitude en repos dans le flanc gauche, se place au milieu du ventre où il reste engourdi pendant trois semaines ; on ne le sentait presque plus remuer. La malade dit qu'il ne venait plus manger. Pendant huit jours que la magnétisation fut suspendue, l'animal resta engourdi cependant.

A partir de la première magnétisation les nuits furent très-bonnes, très-calmes ; la magnétisation eut lieu pendant six semaines sans que le ver changeât de place ; il ne se mouvait que lentement et avec peine et ne dépassait plus l'estomac. Les tisanes administrées pendant ce temps n'avaient d'autre but que de calmer la malade qui pouvait prendre un peu plus de nourriture. Bientôt la lucidité ordonna des tisanes amères, des purgations douces tous les huit jours, à cause de la faiblesse de l'estomac ; après un mois de traitement à peu près, Ch*** ordonna trois grains d'émétique qui firent rendre beaucoup de matières semblables à des crachats de phthisiques. Une purgation fut ordonnée le lendemain du vomitif. On fit prendre pendant huit jours une infusion de fleurs de pissenlit et de grande véronique.

Si l'animal voulait remuer, on n'avait qu'à appliquer la main sur le ventre, il semblait alors se cacher et ne bougeait plus. La malade s'en amusait alors, elle qui le craignait tant auparavant ; plusieurs purgatifs, des infusions de tanaisie, de grande véronique, de la tisane de petit chêne furent prescrites. Ces moyens faisaient descendre l'animal. Enfin il fut rendu par morceaux gros comme le doigt, au dire de la malade, morceaux qui, suivant elle, toujours ressemblaient à du thon cru, qu'on aurait coupé par fragments. Les restes de l'animal ressemblaient à du hachis.

Au dire de Ch***, le ver pouvait avoir un mètre de long, et un doigt de grosseur; il le voyait nacré, couvert d'écailles, avec une tête de serpent; il l'admirait naïvement. Suivant le somnambule, la queue de ce ver énorme était attachée aux intestins, qui étaient tirés vers le haut, lorsque l'animal remontait au cou.

La malade, en nous donnant cet historique, nous dit avoir rendu la peau de l'animal par morceaux, pendant plusieurs mois.

Lorsqu'il fut sorti, des gaz s'accumulèrent, en grande quantité, dans l'espace qu'il laissait vide : le ventre se distendit. Quelques moyens indiqués par Ch*** nous aidèrent à faire cesser tous les accidents, chez cette dame, qui jouit, en ce moment, d'une excellente santé, et demande à la Providence de lui épargner de semblables épreuves.

A propos de ce traitement, nous bornerons nos observations à une seule. Quel rôle eût joué, dans un cas semblable, la science médicale, si elle n'eût trouvé l'aide de la lucidité somnambulique? Il est bien des circonstances dans lesquelles l'imprévu d'un état morbide met en défaut une théorie fondée sur la connaissance du cadavre à l'état normal. Le nososcope seul, dont la seconde vue embrasse l'organisme vivant, dans tous les détails de son état actuel, peut alors rendre compte d'une cause cachée sur laquelle les effets perceptibles ne peuvent donner aucun enseignement positif. C'est ici où, bien plus encore que partout ailleurs, la science officielle doit s'abdiquer en faveur de l'instinct.

V

Dynamo-thérapie.

Il s'opère, dans le système animal, au dire de plusieurs maîtres, un travail de renouvellement des différentes parties qui en constituent l'organisme; quelques-uns partagent même, sous ce rapport, la vie en périodes critiques de sept ans. Quoi qu'il en soit de cette théorie, il est constant que la nature, dans sa marche progressive, tend à entraîner, dans le torrent d'une évacuation continue, les principes morbides qui viennent accidentellement interrompre ou déranger le mécanisme du fonctionnement normal. La thérapeutique doit aider et accélérer au besoin ce mouvement si favorable à la conservation générale, et utiliser, dans sa pratique curative, les puissantes ressources que lui procure la circulation permanente des fluides de la vie; ainsi entendue, nous l'appellerons dynamo-thérapie, méthode complexe, qui a pour but de ramener la santé en rétablissant l'équi-

libre des forces vitales et des divers éléments
de l'organisme. Elle doit observer avec attention
le sens des courants naturels, pour éviter de le
contrarier.

Les cures observées du mesmérisme et de la
nososcopie, qui étonnent tant par leur promp-
titude, proviennent de ce que l'instinct et la
pratique opératoire plus ou moins préméditée
du magnétisme emploient des procédés auxiliaires aux tendances du système animal. La
science ennemie, qui croit condamner le magnétisme en attribuant à la nature les effets
qu'il produit, en fait, par cet arrêt, le plus écla-
tant éloge. La nature, en effet, veut toujours le
bien de ses créatures; il reste, à l'invention humaine, de ne pas entraver l'action de cette
bonne volonté salutaire. Dans le monde moral,
comme dans le monde matériel, la civilisation,
par une fâcheuse méprise, contrarie souvent le
vœu de la création. Il résultera de la propagation du magnétisme une philosophie plus harmonique avec les vues providentielles. En médecine, on finira par comprendre cet axiome si
profond de la thérapeutique mesmérienne : pas
de guérison sans crise. Les crises sont, en effet,
la détermination violente des fluides naturels

que la maladie a rendus stagnants, dans un sens normal et dans un mouvement favorable.

Dans une théorie puisée aux sources de la plus saine philosophie, M. Millet voit, dans le mesmérisme, la médecine philanthropique et de famille. Le génie médical s'est souvent avoué vaincu par la supériorité de l'influence maternelle sur les procédés de l'art le plus perfectionné, dans le traitement des enfants. Il est, au su de l'expérience, une énergie curative plus puissante que toutes les inventions thérapeutiques, dans les soins et dans la prière d'une mère. Ces êtres bienfaisants, dont la reconnaissance publique fait des thaumaturges, auprès desquels la souffrance va chercher le soulagement, et que l'exclusion légale, sur le réquisitoire de la science officielle, condamne à l'inaction, n'ont pas d'autre secret qu'une ardente et profonde charité. Allez et imposez les mains : tel était le précepte dont le divin Résurrecteur de Lazare faisait la conséquence de cet autre : Aimez-vous les uns les autres. Telle était la forme d'ordination par laquelle il revêtait d'une espèce de sacerdoce médical ceux que l'influence magnétique de son exemple avait convertis aux mérites de la foi nouvelle. Sans s'ex-

pliquer sur les procédés de la nature dont son
origine divine lui avait donné une connaissance
complète, le Christ proclamait la toute-puis-
sance curative de la volonté charitable. Quand
une magnétisation, soutenue par cet auxiliaire,
ne suffit pas à produire la guérison, le nososcope,
éclairé d'une lumière intuitive, sur les ressources de la nature, trouve, parmi ses innom-
brables productions, le remède qu'elle a jeté
sur la terre, dans sa prévoyance universelle,
pour chaque cas pathologique particulier. L'instinct sait bien souvent ce que la science ignore :
le somnambule nage sans leçons : le médecin
le plus versé dans les secrets de la locomotion
animale en ferait-il autant? Le castor et l'hi-
rondelle se construisaient des demeures avant
qu'Énoch eût bâti la première ville pour les
hommes. La santé est notre premier besoin :
pourquoi la nature, qui s'est livrée tout en-
tière pour la satisfaction de nos besoins, n'aurait-elle pas pourvu à celui-là comme aux
autres? L'art s'incline devant la création, impuissant à l'imiter, souvent même à la reproduire. Il faudra bien qu'un jour la médecine
officielle ou plutôt artificielle s'abdique en faveur de la nososcopie et du mesmérisme, qui

doivent servir de base à la médecine naturelle.

Les savants s'égaient à propos des remèdes de somnambules : mais le malade guérit au milieu des éclats de rire de la Faculté. On s'habituera à ce genre insolite de prescriptions : on s'est bien habitué à la médecine chimique, qui tue en empoisonnant les fluides et en corrodant les tissus organiques.

L'animal malade se guérit, sans vétérinaire, avec un simple qu'il sait trouver dans les conditions correspondantes à l'affection dont il souffre ; et l'homme, dont la vie a un prix bien autre, ne pourrait se passer du médecin pour la conserver !

VI

Philosophie du magnétisme animal.

Il est bien des faits que la philosophie humaine devrait se borner à constater d'abord, sans tenter de leur donner une explication impossible pour le moment. Au delà de certaines limites bien indiquées, Dieu a dit à notre raison : « Tu n'iras pas plus loin. » Les rapports de l'âme et du corps, la création matérielle par un auteur esprit, l'infini, l'éternité, sont autant d'abîmes où se perd la spéculation, et qu'elle ne peut combler qu'avec des hypothèses. Pourtant il est dans la nature de l'homme de chercher toujours, quelque forte que soit la présomption de ne pas trouver. Il semble que le génie de l'abstraction trouve une indéfinissable volupté à venir constamment se heurter contre les bornes qui s'élèvent devant lui. L'histoire du monde intellectuel est pleine de ces tentatives, qui deviennent quelquefois sublimes à force d'impuissance.

Peut-être la nature du magnétisme est-elle un de ces insolubles problèmes contre lesquels l'ambition de notre raison la porte cependant à lutter. Sans nous mesurer avec cette difficulté scientifique, nous allons essayer seulement de rechercher les lois de sa production et de sa transmission.

Une des hypothèses favorites de la métaphysique scientifique, celle qu'elle tend, avec la prédilection la plus marquée, à transformer en théorie positive, c'est l'analogie, l'identité même des fluides naturels : on est convenu d'appeler ainsi toutes les forces impalpables que l'on ne connaît que par leurs effets dynamiques et leurs manifestations phénoménales. Quoi qu'il en soit de cette opinion, nous nommerons magnétisme humain ou fluide électro-vital celui qui préside aux modifications du mesmérisme et du somnambulisme.

Ce fluide, que Mesmer croyait exclusivement dû à l'absorption, et puisé, avec l'air respiratoire et certaines émanations salutaires ou dangereuses, dans le milieu atmosphérique où nous vivons, se modifie, en traversant notre système, par l'alliance d'un principe *sui generis* qui provient de sources différentes.

Le creuset, où s'élabore, se filtre l'air atmosphérique pour se transformer en fluide élec-
tro-humain, est l'appareil pneumo-cardiaque. Il
se développe par le frottement continu que produit la contraction musculaire une électricité
particulière. Dans le jeu périodique, qu'on a
comparé au mouvement d'une pompe aspirante
et foulante, cette électricité se dégage constamment, pour se transmettre ensuite dans tout le
système, par une espèce de télégraphie. Dans
l'intérieur des vaisseaux sanguins, il s'en forme
par le contact des différents éléments minéraux
que renferme le sang; il résulte enfin une nouvelle production de ce fluide de la locomotion
générale du corps. Ainsi formé, il va se conden-
ser dans le centre cérébro-spinal, d'où il se ré-
pand, par les ramifications nerveuses, dans tout
le système avec des qualités propres à chaque
fonction organique.

Ainsi le magnétisme serait une combinaison
de l'électricité extérieure, issue du monde animal, végétal et minéral, et de l'électricité humaine, qui, sous l'influence de l'âme, lui com-
munique une nature particulière. L'homme,
être supérieur au reste de la création terrestre,
doit rayonner un fluide qui soit avec celui des

autres êtres dans la même relation qui existe entre sa nature et la leur.

La présence du fluide électro-vital dans l'organisation humaine est un fait incontestable : dans certaines individualités, il atteint un degré singulier d'énergie dynamique. Tout Paris a vu la jeune Cottin, dont l'approche renversait les corps matériels qui se trouvaient placés dans son rayonnement. Par analogie, plusieurs animaux, comme la gymnote, la torpille, rayonnent une électricité dont les décharges sont aussi puissantes que celles de la bouteille de Leyde.

L'électricité humaine est-elle assujettie aux mêmes lois que l'électricité minérale? Et les phénomènes moraux de sympathie et d'antipathie trahiraient-ils la présence de deux fluides, l'un négatif et l'autre positif? C'est ce qu'il est peut-être permis de croire, lorsque l'on considère attentivement certains faits de l'ordre psychologique. La nature, qui a commandé, entre les divers individus de l'espèce humaine, des haines et des rapprochements, n'aurait-elle pas encouragé, comme elle encourage l'alimentation par l'appétit, et la propagation par le désir, ces unions nécessaires, par certaines impulsions fluidiques? N'est-il pas vrai que généralement, les deux sexes, qui, d'après les desseins de la Providence doivent se joindre dans une œuvre commune, ont l'un pour l'autre une grande attraction? Un sensitif, interrogé sur la question de savoir si le magnétisme de la femme était le même que celui de l'homme, répondit aussitôt : Non. On lui fit l'objection que cependant ils avaient une tendance à se rapprocher; à quoi il répondit : C'est justement pour cela.

On ne saurait imaginer quelle vive lumière jette sur une foule de question l'intuition somnambulique. Quand l'usage du magnétisme sera devenu général, la lucidité sera une des sources les plus abondantes de la certitude scientifique. Toute notre théorie est le résultat de l'accord entre les déclarations de plusieurs somnambules distingués et notre propre manière de voir.

Une fois admis les faits incontestables que nous venons d'exposer, il devient facile d'expliquer la clairvoyance. Tous les corps sont électriques, tous plus ou moins luminescibles : c'est ce qui résulte de nombreuses expériences faites par l'illustre M. de Reichenbach et répétées par nous. Le nososcope, chez lequel la magnétisation a développé un état spécial, peut donc aisément voir, à l'aide de cet état, tout ce qui se trouve autour de lui.

Dans les vues à distance il s'opère un phéno-mène dont on se rendra compte par analogie : le fil galvanique transmet, d'une de ses extré-mités à l'autre, et dans un temps imperceptible, la commotion qu'on lui a imprimée. L'air, de tous les conducteurs d'électricité le plus apte et le plus sûr, ne peut-il pas transmettre à la seconde vue somnambulique les phénomènes à l'observation desquels elle s'applique? Les obstacles ne sont pas une difficulté pour ce corps si pénétrant et si élastique. La mèche de cheveux, qui sert d'intermédiaire au sensitif, entre lui et l'objet de sa consultation, est le dé-bris avec lequel Cuvier reconstruisait tout un monde fossile, en s'appuyant sur des harmonies qu'il avait constatées chez les êtres vivants.

Il resterait à expliquer les applications de cette seconde vue au monde moral. Le sensitif lucide voit naître dans le cœur et se transporter au cerveau, par une communication instantanée, toutes les manifestations animiques : sentiments, pensée et volition, lui sont ainsi perceptibles. Toutefois, il déclare que cet ordre de faits est pour lui l'objet d'une perception *sui generis*.

Voilà, en quelques mots, la théorie que nous proposons timidement, pour expliquer les singuliers phénomènes de la clairvoyance. Nous l'appuyons sur des expériences nombreuses que nous voudrions rendre publiques, si le nombre était plus grand de ceux qui, comme nous, aiment et cherchent la vérité, en faisant abstraction du préjugé et de l'intérêt personnel.

VII

De la trinité humaine.

Mais, dira-t-on, et, en répondant à cette objection, notre but est de satisfaire à un besoin, celui de relier notre doctrine à la philosophie et à la religion acquises, quelle est, dans votre système, la place que vous donnez à l'âme, élément, cependant, d'une inconstestable existence?

Pour nous, la nature humaine est une espèce de trinité; son essence s'épanouit dans une triple manifestation : le corps, l'âme, et un agent mixte, qui sert à établir la communication entre ces deux éléments principaux.

Le corps se compose de tous les organes qu'en constate l'étude anatomique, fonctionnant d'après les lois plus ou moins reconnues de la physiologie, sous l'influence d'une force que nous appelons force vitale : l'espèce d'attraction qui rapproche et meut les diverses parties de ce microcosme.

L'âme est le principe, l'élément immatériel et

simple, dont les actes de la vie morale établissent la présence. L'âme est-elle un être distinct, une individualité éparse, agissant, de son libre arbitre, dans une indépendance complète? Est-elle une modalité d'une âme universelle, une des parties du grand tout, τὸ πᾶν, dont les mouvements soient fatalement liés à ceux de l'ensemble? Dans cette discussion que toutes les philosophies ont connue, à laquelle toutes les écoles ont donné un nom particulier, suivant qu'elles arrêtaient leurs yeux de préférence sur l'une ou sur l'autre des faces de la question, entre le réalisme et le nominalisme, entre le panthéisme et l'individualisme, nous ne prendrons pas parti : pour nous, éclectique en tout point, nous comprenons, sans la concevoir, une alliance possible entre l'âme de l'homme et celle de l'univers, ou Dieu ; un accord entre la grâce et la liberté.

Quant au troisième élément, nous l'appellerons fluide nerveux ou électro-vital, et encore magnétisme humain. Il existe et se développe par une série variée de phénomènes dans l'individu, soumis à une foule de manifestations animiques qu'il modifie à son tour, et transmet, par une espèce de télégraphie électro-nerveuse, l'action volontaire et sympathique au dedans et au dehors du corps. C'est lui qui préside aux relations si importantes, quoique inexpliquées, de l'âme et du corps, dont le rapide mouvement produit des subversions si complètes de l'organisme consécutives au dérangement des facultés. C'est lui encore qui, s'échappant par les épanouissements infiniment petits du réseau nerveux de relation, va modifier l'état du monde extérieur. Sa diffusion détermine et explique les phénomènes qu'on appelle action morale et magnétisation; c'est l'instrument si puissant qu'emploient les génies supérieurs pour mouvoir l'humanité; c'est le secret de la vertu curative des thaumaturges.

Ces trois modalités constituent, par leur ensemble, la vie que nous définissons : la série phénoménale de l'être.

De tous les phénomènes les plus propres à démontrer l'existence de ce dernier agent, semi-animique, l'extase est le plus concluant. Dans cet état intermédiaire, où l'âme est presque détachée du corps, la force vitale continue de faire fonctionner le système matériel, tandis que le moral, concentré sur lui-même, cesse pour ainsi dire de rayonner sur le monde extérieur. Le magnétisme n'existe plus qu'à l'état latent chez l'extatique, dont toutes les facultés animiques, surexcitées, fonctionnent avec leur maximum de clairvoyance et d'étendue. C'est alors que l'âme, abstraite en grande partie du corps, se trouve le plus directement en relations avec la Divinité ou, si l'on veut, avec l'âme universelle.

La paralysie peut encore servir de démonstration à notre croyance : la vie est diminuée dans une partie de l'organisme physique, et cependant l'âme ne cesse pas d'exister et de se manifester extérieurement. Le magnétisme animique survit à l'énergie vitale.

Comme on peut le voir, aucun système n'est, plus que le nôtre, distinct de ceux dans lesquels un préjugé respectable voit un germe de démoralisation. Spiritualiste par excellence, dans le sens ordinaire du mot, notre philosophie laisse toute latitude aux enseignements de la théorie religieuse.

CONCLUSION.

—

Résumons-nous. Dans cet exposé d'une doctrine philosophique et médicale, que l'on peut appeler nososcopie dynamo-thérapique, nous avons pour but de montrer en même temps que l'impuissance de la thérapeutique, et l'incertitude de la physiologie pathologique reconnue, la nécessité de pourvoir aux dangers qui en résultent, par l'adoption d'une médecine nouvelle, fondée sur l'instinct et l'intuition nososcopiques.

Si le somnambule médical ne peut se passer de la science qui contrôle ses ordonnances, relève les lapsus de son ignorance phraséologique, sans influencer en rien ses vues et ses procédés; en revanche, la science doit utiliser cette double faculté de diagnostiquer et de guérir que la nature a donnée à certains êtres de choix. Souvent le médecin se trompe sur l'origine de l'état morbide qu'il a devant les yeux;

souvent encore, quand il la connaît, il ne sait quel remède convient au cas présent. Puisque d'autres le savent mieux que lui, pourquoi n'avoir pas recours à eux?

Le médecin se dédoublerait donc en deux personnes, et ne conserverait personnellement que le droit d'appliquer les procédés curatifs indiqués par le nososcope; il deviendrait le juge à côté du jury; l'administrateur, qui se meut dans les limites de la législation.

En toute sincérité, nous le disons, parce que c'est notre conviction, fondée sur l'expérience, le moment est venu de faire taire le préjugé scientifique, et aussi le respect humain, en entrant franchement dans la voie de la réalité. Combien de nos confrères, qui ont, comme nous, recours aux lumières de la nososcopie et aux pratiques du mesmérisme, n'attendent, pour l'avouer, que le moment où il ne sera plus dangereux ni ridicule de le faire. L'opinion médicale elle-même condamne la médecine du jour : bientôt, comme les augures dans l'antiquité, deux médecins consultants ne pourront plus se regarder sans rire. Muni de notre diplôme de docteur, nous avons longtemps hésité à appliquer le résultat d'études qui n'avaient fait que nous éclairer davantage sur l'impuissance des procédés classiques, et nous n'avons commencé à le faire que lorsque, avec des jouissances infinies, nous avons pu nous aider de lumières plus positives. Rappelons-nous que plus d'un roi n'a conservé son trône que par des concessions. Que la médecine octroie à l'opinion une charte qui donne au magnétisme le droit de cité dans la science : ce sera, cette fois, la charte-vérité.

Décembre 1856.

NOTICE.

Parmi les erreurs de notre système médical, une de celles qui nous frappent le plus, c'est l'exclusion avec laquelle les spécialistes les plus distingués, se bornant à la constatation et au traitement de quelques accidents locaux, compromettent souvent l'état physiologique général de leurs malades. Rien ne nous paraît plus naturel que de confier à ceux qu'une pratique opératoire plus fréquente a fondés en expérience, certaines parties de traitements que la médecine, si vaste dans son ensemble, ne peut à elle seule exécuter en toute sûreté de conscience. Laisser à nos habiles chirurgiens ces graves opérations qu'un diagnostic éclairé a reconnues nécessaires et pour lesquelles une connaissance profonde de l'anatomie, en même temps qu'une main-d'œuvre expérimentée leur donnent une supériorité si grande ; à quelques praticiens doués d'un tact et d'un coup d'œil plus précis que les nôtres l'application de moyens spéciaux ; à M. Triat le gymnasiarque, par exemple, l'hygiène générale et individuelle, lui qui s'est élevé au-dessus de tous les orthopédistes par une application toute médicale de ses différents exercices, aux différentes variétés de pléthore que constate la pathologie ; rien de plus juste et de plus rationnel.

Mais qui déterminera la nécessité et la compétence de ces moyens spéciaux, sinon le nososcope dont la seconde vue remonte aux sources du mal, qui voit dans l'état des organes et des fluides du système la cause première des affections locales ? Une tumeur, une lésion, une fracture même peuvent constituer chez chaque individu, un cas particulier, suivant les circonstances dont elles se modifient, par suite du tempérament idiosyncrasique du malade, et encore de la présence d'un élément parasite ; le traitement consécutif à une opération peut aussi bien être déterminé par des circonstances accessoires, dont la chirurgie doit tenir compte : La scrofule et la syphilis ne sont-elles pas trop souvent la cause réelle d'accidents locaux à la considération desquels se borne une pratique superficielle? Toute l'économie humaine est solidaire dans ses parties par l'intermédiaire du sang qui en est la séve, et du système nerveux.

Il importe donc, dans l'intérêt des malades que la science et l'art abandonnent souvent comme incurables, à une époque de leur vie où l'avenir est plus long que le passé, de multiplier et de perfectionner les instruments de précision, au moyen desquels on peut exactement se rendre compte de tous les états pathologiques. Sans exclure les spécialités, notre éclectisme voudrait donner à leurs opérations plus de certitude, en ajoutant au mérite de l'adresse le mérite plus grand encore de l'à-propos.

Tous les jeudis, à huit heures du soir, notre salon est ouvert à ceux qui cherchent la vérité, et plusieurs consultations gratuites, avec l'aide de la lucidité médicale, peuvent donner une idée de la faculté nososcopique.

Nous allons ajouter à ces séances, un annexe nécessaire. Un seul sensitif ne peut suffire aux besoins de l'immense quantité des malades.

Nous consacrerons donc une partie de notre temps et de nos soins, à la formation de nososcopes propres à être employés, comme auxiliaires à la médecine.

Cette école somnambulique est destinée à développer la faculté nososcopique des personnes chez lesquelles notre expérience nous aura fait reconnaître cette aptitude. La lucidité médicale sera exclusivement l'objet de nos efforts et, lorsque nous la jugerons arrivée à un degré convenable, elle sera constatée par nous dans des certificats de capacité.

Toutefois, nous ne refuserons pas les ressources que la magnétisation procure pour la restauration du sens intime de l'âme, et notre expérimentation portera sur un objet de la première importance pour la société. La science, l'art, la philosophie morale et religieuse peuvent, selon nous, tirer un parti considérable des lumières du somnambulisme lucide.

Les médecins pourront s'adresser à nous, pour se procurer de bons lucides médicaux; quelques personnes d'élite pourront être admises à suivre nos séances d'instruction.

Cette école somnambulique deviendra la base d'un cours théorique et pratique de magnétisme humain et de médecine dyramo-thérapique. L'anatomie, la physiologie, la physique et la chimie humaine seront étudiées sur le vivant à l'aide des traitements mesmériques et de la lucidité.

Puissent nos efforts ramener la médecine au magnétisme et convaincre le corps médical qu'en dehors de ce progrès il n'est, pour lui, point de salut !

Imp. P.-A. Bourdier et Cie, 30, rue Mazarine.